Dr Maurice CAUBET

Des
Kystes congénitaux
du Prépuce

LYON. — IMP. A. REY

DES

KYSTES CONGÉNITAUX

DU PRÉPUCE

DES

KYSTES CONGÉNITAUX

DU PRÉPUCE

PAR

Le Dr Maurice CAUBET

LYON

A. REY & Cie, IMPRIMEURS-ÉDITEURS DE L'UNIVERSITÉ

4, RUE GENTIL, 4

1903

A MA MÈRE

“ Mon éducatrice ”

A MON PÈRE

le Docteur CAUBET

Doyen de la Faculté de Médecine de Toulouse,
Membre du Conseil supérieur de l'Assistance publique,
Chevalier de la Légion d'honneur,

“ Mon premier maître ”

A Mon FRÈRE HENRI

Interne des Hôpitaux de Paris.

A Mon Grand-Oncle A. SOUVILLE

A MES AMIS

A MONSIEUR LE PROFESSEUR ARLOING

Correspondant de l'Institut,
Professeur à la Faculté de Médecine,
Directeur de l'École nationale Vétérinaire,
Officier de la Légion d'honneur.

A mon Président de Thèse

MONSIEUR LE PROFESSEUR PONCET

Professeur à la Faculté de Médecine,
Membre correspondant de l'Académie de Médecine,
Chevalier de la Légion d'honneur.

Séjournant à Toulouse pendant les vacances scolaires, nous y avons repris la fréquentation des cliniques de la Faculté et suivi les services de nos anciens maîtres, recherchant des documents en vue de notre travail inaugural.

C'est ainsi que nous avons pu observer à la clinique dermatologique de M. le professeur C. Audry un cas de kyste congénital du prépuce, dont notre maître a bien voulu nous autoriser à disposer pour en faire le point de départ d'une revue d'ensemble sur la question.

Ceci nous est une occasion particulièrement précieuse d'associer dans un même sentiment de profonde reconnaissance les deux Facultés de Lyon et de Toulouse, auprès desquelles nous avons reçu l'éducation médicale, et de témoigner à nos maîtres lyonnais et toulousains toute notre gratitude pour l'intérêt constant dont ils ont accompagné nos études et la bienveillance affectueuse avec laquelle ils ont soutenu nos efforts.

A M. le professeur Arloing, qui nous a donné de nombreuses marques de sa bienveillance, continuant ainsi une tradition d'amitié familiale vieille de trente ans, et dont le culte nous a été transmis au foyer paternel par deux générations ;

A M. le professeur Poncet, pour le très grand honneur qu'il nous fait en acceptant la présidence de cette thèse ;

A Messieurs les Professeurs de la Faculté de médecine de Toulouse:

M. le professeur Charpy, notre maître en anatomie ;

M. le professeur Tourneux, qui nous a guidé avec une complaisance et une bonté que nous n'oublierons jamais;

M. le professeur Marie, dont la direction scientifique nous a été si secourable ;

M. le professeur agrégé Bordier, qui fut pour nous un affectueux conseiller, en même temps qu'un maître aimé ;

Enfin, M. le professeur Audry, qui a inspiré ce travail, que nous aurions voulu plus digne de lui.

INTRODUCTION

On a déjà étudié soigneusement les kystes congénitaux qui se développent sur les organes génitaux de l'homme; nous renvoyons à ce sujet au bon travail que Mermet a publié dans la *Revue de chirurgie* de 1895 et qui nous sert, pour ainsi dire, de point de départ; mais il nous a paru qu'il était nécessaire d'établir une distinction entre certaines variétés de kystes qui ne semblent pas avoir été suffisamment différenciés. Ainsi, on confond presque les kystes dits sébacés et les variétés dites mucoïdes, parce qu'on n'a pas convenablement insisté sur leurs caractères particuliers. Sans doute, les unes et les autres de ces singulières petites tumeurs résultent vraisemblablement d'anomalies de développement, mais il faut examiner si l'anomalie est la même dans les deux cas. Nous nous proposons d'étudier exclusivement les kystes congénitaux du prépuce : kystes épidermiques (ou soi-disant kystes sébacés) et kystes à épithélium cylindrique, dits kystes mucoïdes.

Dans un premier chapitre, nous résumerons brièvement l'historique de la question; dans le second, nous reproduirons les observations de kyste congénital du prépuce que nous avons pu relever dans la littérature médicale, en les faisant suivre d'une observation inédite, qui nous est personnelle. Après cela, nous aborderons immédiatement l'étude des caractères histologiques offerts par les parois de ces tumeurs.

Un quatrième chapitre en résumera les caractères cliniques et macroscopiques.

Puis, nous discuterons les hypothèses qui peuvent être émises au sujet de leur origine.

Quelques lignes suffiront ensuite à résumer la question pratique du diagnostic et du traitement.

DES

KYSTES CONGÉNITAUX

DU PRÉPUCE

CHAPITRE PREMIER

HISTORIQUE

On fait habituellement remonter à Cruveilhier le début de cet historique. Cruveilhier décrivit une tumeur adipocireuse grosse comme un œuf de poule, trouvée dans le prépuce d'un cadavre et dont le contenu était semblable à celui des dermoïdes habituels; les deux cas de Fano (1867 étaient relatifs à des kystes développés dans le prépuce d'enfants de trois ans et de vingt-six mois; ici, l'origine congénitale était avérée. L'un des deux sujets portait six kystes. La première observation avec examen microscopique est due à M. le professeur Fochier: il s'agissait d'un kyste qui contenait un liquide séro-purulent mêlé d'une grande quantité de lambeaux membraneux transparents et opaques; d'autres membranes se trouvaient dans la poche.

On qualifie de kyste sébacé congénital du prépuce un fait de Lannelongue et Achard, observé chez un enfant de quatre mois; ce kyste, gros comme un grain de riz, adhérait à la muqueuse plus qu'à la peau; il contenait un liquide louche, jaunâtre, laiteux et d'aspect purulent; il était tapissé d'un épithélium au sujet duquel on ne donne point de détails.

Vient ensuite l'observation de Redard; elle offre un intérêt tout particulier, parce qu'elle est la première où l'on décrit un revêtement d'épithélium cylindrique sur la face interne du kyste; c'est donc le premier cas certain de kyste mucoïde, ou plutôt *muqueux;* il occupait le raphé.

Dardignac a publié, dans les *Archives provinciales de chirurgie* de 1894, deux cas de kystes congénitaux du prépuce; l'un et l'autre paraissent avoir offert une paroi de structure épidermique. En 1895, paraît le travail de Mermet auquel nous avons fait allusion et qui sert de point de départ à la présente étude. En outre des observations recueillies dans les auteurs, Mermet donne des observations personnelles: la première était un kyste à contenu muqueux, mais il occupait le raphé scrotal et nous nous n'avons pas à nous en occuper. La deuxième est intitulée *Kyste mucoïde du raphé pénien*, mais la figure et la description montrent qu'on peut, sans trop de difficulté, ranger le cas parmi ceux que nous étudions. En effet, la petite tumeur était développée en un point du pénis tout à fait voisin de la naissance du prépuce. Le travail de Mermet, très consciencieux, très complet, nous a rendu de grands services; mais il nous paraît avoir insuffisamment différencié les kystes à épithélium cylindrique d'avec les autres. Il est vrai qu'on n'en connaissait alors que le cas de Redard, qui est de 1890. En 1897, M. Etienne Cestan présente à la Société anatomique de Paris l'observation et le dessin d'un petit kyste à épithélium cylindrique siégeant sur le bord droit du méat; bien qu'en somme il fût inséré sur le gland, nous pensons qu'on est autorisé à l'étudier avec les kystes du prépuce. La même année et à la même Société, Péraire présente un kyste congénital du prépuce dont Pilliet a fait un examen histologique sommaire. La même année encore et à la même Société, Griffon et Ségall communiquent l'observation d'un kyste développé entre les feuillets de la portion dorsale du prépuce et dont la paroi présentait histologiquement des caractères épidermiques indéniables. Ce fait nous intéresse particulièrement, parce quil est le premier où l'on voit le kyste développé dans la partie dorsale du prépuce.

On verra qu'il en était de même dans notre observation. En 1898, Chavannaz, dans la *Gazette hebdomadaire de médecine et de chirurgie*, donne l'observation d'un kyste sous-préputial, accompagné d'accidents inflammatoires, chez un individu atteint de blennorragie. Il y joint un bon examen histologique d'Auché; c'est le troisième kyste à épithélium cylindrique. Le quatrième exemple en est offert par notre observation personnelle, qui est empruntée à la clinique de dermatologie et syphiligraphie de Toulouse (M. le professeur Ch. Audry).

CHAPITRE II

OBSERVATIONS

Nous donnons ici toutes les observations de kystes congénitaux du prépuce. Pour toutes celles qui sont antérieures à 1895, nous reproduisons les résumés de Mermet, même dans les cas où nous avons pu consulter les textes originaux. Nous reproduisons intégralement le texte des autres.

Les faits qui suivent sont disparates; en réalité, nous pensons qu'on doit les diviser en deux grandes variétés, dont la distinction repose sur l'examen microscopique.

Dans un premier groupe, de beaucoup le plus nombreux, nous rangeons les kystes congénitaux du prépuce dont la paroi ou le contenu offrent des caractères épidermiques, certains ou probables.

Dans le second, on trouvera les kystes à épithélium cylindrique.

La dénomination antérieure de kystes mucoïdes nous paraît insuffisante, parce qu'on ne peut pas caractériser exactement ces tumeurs d'après leur contenu envisagé à un point de vue macroscopique.

Premier Groupe. — *Kystes à parois épidermiques.*

Epidermique est pris ici dans son sens générique; il

est synonyme d'ectodermique, les observations qui suivent ne sont malheureusement pas toutes accompagnées d'examen histologique; nous y avons cependant rangé un certain nombre de cas où la description macroscopique permet de supposer qu'on peut les rattacher au même groupe.

OBSERVATION I

Note sur une tumeur adipocireuse. — Cruveilhier. (*Bulletins de l'Ecole et de la Société de médecine de Paris*, 1808, p. 30; et *Traité d'anatomie pathologique générale*, 1856, t. III, p. 334.)

Cadavre de l'Ecole de médecine observé par Cruveilher.

Examen. — Sur la verge, on trouva une tumeur qui avait la forme et le volume d'un œuf de poule; la peau ayant été incisée, on vit un kyste formé dans le tissu cellulaire lâche, qui se trouve entre les membranes cutanée et muqueuse du prépuce. La matière contenue qui était solide put s'enlever en masse; elle était recouverte par une couche blanche et grasse qui avait l'odeur de l'humeur sébacée des follicules du gland; au dessous de cette couche, qui avait une demi-ligne d'épaisseur, se trouvait une matière jaune formant la totalité de la tumeur, assez friable pour pouvoir être rompue au moindre effort; son intérieur offrait une multitude de lamelles brillantes.

OBSERVATION II

Kyste sébacé développé entre le prépuce et le gland chez un enfant de trois ans. Circoncision pour mettre le kyste à découvert. Guérison. — Fano (*Gazette des hôpitaux*, 1867, t. XL, p. 488.)

L... Joseph, trois ans, est conduit à ma clinique le 22 août 1867.

Début. — Son père s'est aperçu, il y a six semaines seulement, de l'existence d'une grosseur à la partie antérieure de la verge.

Etat actuel. — On trouve sur la partie latérale gauche de la région balanique une tumeur du volume d'une amande, bien circonscrite, molle sans être fluctuante, mobile en tous sens; la peau du prépuce qui la recouvre glisse sur elle; l'ouverture du prépuce est tellement petite qu'il est impossible de découvrir la moindre portion du gland; au rapport des parents, l'enfant urine sans la moindre difficulté.

Opération. — On procède alors à la circoncision. Excision d'un petit manchon cutané préputial d'un coup de ciseau, incision sur la face dorsale du manchon muqueux mis à découvert par l'excision précédente; la lèvre droite de la plaie se laisse facilement abattre de côté et le gland apparaît alors dans la partie correspondante; la lèvre gauche de la plaie ne cède pas à une traction modérée, car cette portion du feuillet muqueux du prépuce adhère à la partie voisine du gland, précisément au niveau de la tumeur; on décolle les adhérences balano-préputiales et on met à découvert le kyste qu'on excise; suture consécutive des deux lèvres préputiales. Guérison.

Examen. — La tumeur est formée d'une masse de matière sébacée, d'une couleur blanche laiteuse, contenue dans une cavité à parois bien circonscrites et lisses. C'est un vrai kyste muqueux du prépuce, développé aux dépens d'un des follicules sébacés de la région.

OBSERVATION III

Kyste sébacé du prépuce. Fochier (*Gazette méd. de Lyon*, 1868, t. VIII, p. 111.)

Sujet ?

Début. — La tumeur dont le malade était porteur datait de l'enfance.

Etat. — Elle était située un peu au-dessous du frein du gland, avait un diamètre de 4 centimètres, s'accompagnait d'un phimosis dû à une balanite.

Opération. — Circoncision.

Examen. — A l'ouverture du kyste, écoulement d'un liquide séro-purulent mêlé d'une grande quantité de lambeaux membraneux transparents et opaques; d'autres membranes se trouvent dans la poche; elles présentent une forme globulaire et irrégulièrement échancrées par places, simulant des membranes hydatiques. Tous ces lambeaux ne sont constitués que par des cellules épidermiques, en état plus ou moins avancé de dégénérescence graisseuse; c'est la couche la plus interne de la paroi qui s'est détachée en masse et à plusieurs reprises. Il n'y avait pas de graisse libre dans le liquide et la cholestérine s'y présentait exclusivement sous forme d'aiguilles prismatiques, à base rhombe; l'iode et l'acide sulfurique en ont en effet démontré la nature.

OBSERVATION IV

Ablation d'un kyste sébacé de la verge. Bruch (*Alger méd.*, 1883, p. 95).

Adolescent français, de constitution robuste, entre à l'hôpital d'Alger.

Début. — S'aperçoit, il y a trois mois, de l'existence d'une tumeur du volume d'un gros pois, au niveau de l'extrémité libre de la verge.

Etat actuel. — Actuellement, cette tumeur a les dimensions d'une grosse noix, occupe la région du frein, est en quelque sorte coiffée par le bord libre et inférieur du prépuce, qui la fixe à la moitié inférieure de l'extrémité du gland; peau fine, de couleur normale et non adhérente à la tumeur qui semble être fluctuante.

Opération. — Anesthésie, incision de la peau et dissection de la tumeur, excision des parois, suture, réunion immédiate. guérison.

Examen. — Le kyste, qui s'est rompu au milieu de l'opération, contient de la matière sébacée, blanc jaunâtre, avec odeur caséeuse prononcée.

OBSERVATION V

Kyste sébacé congénital du prépuce. Lannelongue et Achard· (*Traité des kystes congénitaux*, 1886, p. 197).

E... Emile, quatre mois, est apporté à la consultation de l'hôpital Sainte Eugénie, le 17 avril 1878.

Début. — D'après la mère, la tumeur existe telle quelle, sans aucune modification, depuis la naissance.

Etat actuel. — Enfant porte au prépuce un kyste qui vient proéminer dans l'orifice préputial sous forme d'une tumeur ayant le volume d'un gros grain de riz et de consistance élastique ; ce kyste est plutôt en rapport avec la muqueuse qu'avec la peau ; en effet, on sépare assez aisément la peau de la surface du kyste, tandis que la muqueuse lui est intimement unie; il est aussi plus directement placé sous la muqueuse que sous la peau.

Opération.— Ponction et excision de la poche.

Examen. — Elle contient un liquide louche, jaunâtre, laiteux et d'aspect purulent, et est tapissée d'épithélium.

OBSERVATION VI

Kyste-mucoïde sous-préputial. — Dardignac J.-J.-A. (*Archives prov. de chirurgie*, 1894, t. III, p. 627).

Emile R..., entre en janvier 1892, à l'Hôtel-Dieu de Beauvais, pour un phimosis et une tumeur du limbe préputial dont il désire être débarrassé.

Début. — La tumeur existe depuis la naissance.

Marche. — Elle n'a sensiblement augmenté que depuis deux mois.

Etat actuel. — Actuellement, son volume est celui d'une forte noisette et elle occupe à la partie inférieure de la verge, cet organe étant examiné dans la position debout, la ligne médiane et le sommet. Si le prépuce est examiné en avant, c'est-à-dire dans sa position normale, la tumeur semble alors prolonger le gland dont l'orifice urétral reste libre. Pendant l'érection, légèrement douloureuse, le gland peut être découvert et la tumeur est ramenée en arrière en suivant les mouvements du prépuce; elle est alors beaucoup plus apparente et occupe la ligne médiane. Elle est indolente, de consistance semi-liquide, un peu rénitente, très bien limitée, arrondie; elle est incluse entre la peau et la muqueuse, qui se mobilisent facilement autour d'elle, sauf en un point difficile à préciser; la peau qui la recouvre est sans changement de couleur, mais très vascularisée.

Opération. — Le 11 janvier, circoncision partielle et ablation de la tumeur; sutures; guérison.

Examen. — Le contenu semble être de la matière sébacée, graisseuse, en partie soluble dans l'éther.

Sur les coupes, la paroi du kyste est tapissée par une muqueuse très plissée et pourvue de nombreuses papilles. Derme formé de tissu conjonctif très lâche; quelques rares glandes sébacées. Epithélium pavimenteux stratifié.

OBSERVATION VII

Kyste mucoïde sous-préputial. Dardignac J.-J.-A. (*Arch. prov. de chir.*, 1894, t. III, p. 629).

B..., soldat au 51me, est hospitalisé sur sa demande au début de janvier 1893, pour être opéré d'un phimosis congénital très serré, compliqué d'un volumineux kyste du prépuce.

Antécédents. — Bons, varicocèle gauche très prononcé.

Début. — On ne peut préciser la date du début du kyste que présente le malade, qui ne s'en serait aperçu qu'à l'âge de dix ans.

Marche. — Il affirme de plus que la tumeur n'a pas toujours offert le volume actuel et qu'elle aurait progressivement augmenté depuis cet âge.

Etat actuel. — Le malade étant examiné debout, on aperçoit une tumeur du volume d'une petite prune paraissant reliée à la verge par une sorte de pédicule ou d'étranglement assez mince et plissé en vrille dans le sens de la longueur, elle semble comme surajoutée à la verge qu'elle prolonge de façon à lui donner un aspect étrange. Toutefois, le méat cutané, l'orifice préputial se trouve déjeté à gauche et près de la base du pédicule : il résulte de cette disposition que les orifices préputiaux et urétraux ne coïncident pas, l'urine s'écoule en bavant et salit les vêtements ou tombe sur les pieds.

Examinée, le prépuce maintenu en arrière, la tumeur présente alors son développement réel. Elle paraît fixée sur le bord gauche du prépuce avec lequel elle se déplace. Le pédicule disparaissant alors, elle est sessile, montrant bien aussi qu'ells est nettement incluse entre la peau et la muqueuse. Dans cette position, il est possible de ramener au parallélisme les ouvertures du prépuce et de l'urètre et de voir en outre que, bien qu'il n'existe aucune adhérence profonde de la muqueuse avec le gland, le phimosis est très serré, indilatable. A la palpation, cette tumeur est indolente, oblongue, de consistance molle, avec une certaine rénitence, à surface lisse; la peau est mobile dans tous les sens autour d'elle et ne présente à son niveau aucun changement de caractère, sauf une veinosité exagérée; enfin, elle n'est pas transparente.

Le malade n'accuse aucune gêne fonctionnelle, il est probable cependant que la miction, l'érection et les rapports sexuels sont gênés.

Opération. — Après anesthésie à la cocaïne, circoncision. **Guérison.**

Examen macroscopique. — La pièce, de la grosseur d'une noix, est conique, sa base étant la surface de section lors de l'ablation; à son sommet, on remarque un noyau induré. La cavité a environ 1 centimètre et demi à 2 centimètres de diamètre et renferme un noyau blanc, dur, lisse, de la grosseur d'une noisette qui se trouve enkysté; il est comme tassé sur lui-même et ne présente aucune adhérence avec les parois du kyste; sa coupe ne montre aucun vertige de stratification. Les réactions histochimiques démontrent qu'il est à la fois de nature graisseuse, calcaire et kératinique. Les fragments surnagent sur l'eau, se dissolvent partiellement dans l'éther; l'acide sulfurique produit une effervescence; traités par l'acide acétique, ils deviennent transparents et se colorent en jaune par l'acide picrique. La tumeur ne contenait pas de poils.

Examen microscopique. — Les coupes montrent que la paroi externe de la tumeur présentent les éléments normaux de l'épiderme; couche cornée de Malpigi, *stratum lucidum*. Au-dessous se trouve un derme papillaire, dont le tissu conjonctif assez lâche contient de nombreuses fibres musculaires lisses. La paroi interne est formée par un épithélium stratifié de deux ou trois assises cubiques, dont les plus superficielles sont du type muqueux.

OBSERVATION VIII

Kyste mucoïde du raphé pénien. — Observation de Mermet, *Revue de chirurgie*, 1895, p. 432.

E. F..., trente-cinq ans, cocher, entre à l'hôpital Saint-Louis, salle Cloquet, lit n° 15, le 4 octobre 1894, pour un bubon suppuré droit.

Antécédents. — Rien à noter, bonne santé habituelle; pas d'autre anomalie que celle qu'on lui découvre incidemment à l'examen de la région génitale.

Début. — La tumeur qu'il présente sur la verge serait apparue, d'après le malade, à l'âge de dix ans.

Marche. — Depuis elle n'a pas progressé.

Etat actuel. — Cette tumeur absolument indolore et simplement disgracieuse n'incommode guère le malade, sauf peut-être pendant le coït; elle siège sur le raphé pénien, à 2 centimètres de son origine, c'est-à-dire à environ 4 centimètres du méat urétral; toutefois, cette situation n'est pas tout à fait médiane, la tumeur est un peu à droite du raphé auquel elle répond par son bord gauche; il semble que, placée en équilibre instable sur le raphé pénien et n'ayant pu le refouler, elle ait voulu se loger là où les tissus sous-jacents étaient plus lâches, c'est-à-dire sur les parties latérales. Son volume est celui d'une fève et son grand axe est parallèle à celui du pénis; elle est mobile sous la peau et sur les parties profondes, transparente et fluctuante; sa consistance est élastique et rétinente. La peau, à sa surface, présente sa coloration normale et, refoulée par la tumeur, est amincie et sans plis.

Opération. — Le 11 octobre, extirpation de la tumeur, facilement isolable de la peau et des parties sous-jacentes. Guérison.

Examen macroscopique. — A l'incision du kyste, il en sort un liquide louche, séro-laiteux, légèrement visqueux, ressemblant a du blanc d'œuf délayé, albumineux par la chaleur et les acides. La paroi est friable, mince, épaisse d'un demi-millimètre environ; sa surface interne est blanchâtre, tomenteuse, papiliforme lorsqu'on la regarde obliquement.

Examen microscopique. — Le contenu renferme des cellules épithéliales polymorphes correspondant pour la plupart au type cylindrique, dont le noyau se colore mal par le picro-carmin; on y rencontre aussi, en plus ou moins grande abondance des cellules épithéliales à divers degrés de désagrégation et quelques rares leucocytes.

La paroi offre à sa surface interne des saillies, véritables villosités, inégalement distribuées, constituées aux dépens de l'épithélium et du tissu sous-jacent, donnant à la muqueuse l'aspect tomenteux décrit.

Cette paroi est formée : 1° d'une trame conjonctive compreprenant deux couches: une couche externe constituée par des fibres connectives avec de rares cellules interposées et présentant des faisceaux de fibres musculaires lisses disposées concentriquement et plus nombreux au niveau de la partie sous-urétrale de la tumeur; une couche interne formée d'un tissu conjonctif plus serré avec de nombreuses cellules connectives et riche en capillaires sanguins qui montent en s'anastomosant dans les saillies papillaires du kyste; 2° d'un revêtement épithélial de quatre à cinq couches de cellules, dont les plus profondes sont arrondies par pression réciproque et les plus superficielles polyédriques, brillantes, réfringentes, à noyau bien visible, central et volumineux, ne présentant à leur surface libre ni plateau, ni cils vibratils, prêtes par endroits à se détacher des couches sous-jacentes.

OBSERVATION IX

Tumeur du prépuce. Ablation. Guérison, par le Dr Maurice Péreire, assistant de consultation de chirurgie, in *Bulletins de la Société anatomique de Paris*, 1897, p. 317.

Le nommé F... Léon, quarante ans, menuisier, né à Versigny (Aisne), se présente le 1er avril 1897, à la consultation de chirurgie de l'hôpital Bichat.

Ce malade porte sur la partie inférieure du prépuce une tumeur arrondie du volume d'une grosse noix.

Au toucher, cette tumeur est rénitente, paraissant soulevée par un liquide épais; elle n'est nullement transparente; elle ne présente ni bosselure, ni nodosités. La peau, souple, glisse sur elle sur toute son étendue; cette peau est rouge à la partie la plus inférieure de la tumeur et sur sa face postérieure; elle est parsemée de squames épidermiques blanchâtres dues sans doute à des applications médicamenteuses. Le pédicule de la tumeur est formé par les replis préputiaux et présente une largeur de 3 centimètres. A la partie médiane de ce pédicule se trouve une bride verticale saillante qui est une expansion du frein et qui présente une longueur de 2 centimètres et demi. Cette bride verticale divise le pédicule en deux loges, comparables à deux nids de pigeon. La loge droite n'offre rien de particulier. La loge gauche, au contraire, présente trois rainures appréciables à l'état de flacidité normale de la verge et augmentant par la tension du prépuce sous l'influence de la traction de la tumeur.

La peau qui recouvre la tumeur, ainsi que celle du pédicule, sont sillonnées de veinules bleuâtres assez apparentes.

Le malade est porteur de cette tumeur depuis sa naissance. Elle était du volume d'un pois, puis avait augmenté de volume et était devenue, en 1894, grosse comme une noisette. Depuis 1896, son volume s'est accru progressivement et on peut la comparer actuellement à une grosse noix. Depuis six mois, elle est restée absolument à l'état stationnaire. La peau qui la recouvre est sujette à s'excorier, surtout sous l'influence du coït; il y a cinq jours, elle fut le siège de démangeaisons si vives que le malade appliqua sur elle une pommade camphrée; c'est depuis ce moment qu'il a remarqué la desquamation de cette surface cutanée.

Le malade est marié, il a deux enfants. Il ne présente aucune tare héréditaire ni acquise.

Dans sa famille, personne n'a eu de tumeur comparable à celle qu'il présente. Il est robuste, bien constitué et n'a eu comme maladie antérieure que quelques douleurs articulaires survenues il y a quatre ans, qui ne l'obligèrent pas à s'aliter et pour lesquelles il fut soigné à la consultation médicale de Bichat.

La tumeur n'augmente pas de volume pendant l'érection, mais elle le gêne considérablement dans l'accomplissement de ses devoirs conjugaux; et c'est pour cela surtout qu'il demande à en être débarrassé.

Toutes les précautions aseptiques habituelles prises, j'anesthésie le pédicule de la tumeur avec la solution de cocaïne à 1/100, et j'enlève la tumeur sans toucher à la peau qui la recouvre. Un surjet au fil de soie est appliqué sur les lambeaux préputiaux ; simple pansement à la gaze stérilisée.

Le malade est revu les jours suivants. La guérison est complète le 8 avril ; mais, par précaution, les points de suture ne seront enlevés que dans deux jours.

Voici l'*examen microscopique* de cette tumeur, que je dois à l'obligeance de mon excellent ami le Dr Pilliet, chef de laboratoire de clinique chirurgicale de la Charité.

La structure de ce kyste est simple. La paroi épithéliale interne forme une ligne continue, régulière, qui n'est soulevée par aucune papille. Elle est composée de cellules polyédriques, sur cinq à sept couches, suivant les points. Les plus superficielles sont aplaties, mais sans transformation cornée et beaucoup conservent leurs noyaux en même temps que le cytoplasma se charge de graisse. C'est leur desquamation qui constitue la masse sébacée incluse.

Le chorion est régulier, parcouru par des vaisseaux nombreux, sans trace d'inflammation.

La peau, dont le kyste est séparé par une couche de tissu cellulaire lâche, présente son épithélium ordinaire avec les différentes couches distinctes, sans transformation cornée et par conséquent sans éléidine. Les papilles du derme sont lâches et très chargées de petites cellules rondes qui dénotent un véritable processus inflammatoire. Le chorion sous-jacent est très riche en fibres élastiques et contient quelques faisceaux de fibres musculaires lisses, il n'est pas enflammé.

On ne constate nulle part la présence d'enfoncements, de cryptes ou de glandes de Tyson.

En résumé, kyste sébacé simple du prépuce. En raison de l'inflammation du derme, il faut peut-être penser à une inclusion traumatique épithéliale.

OBSERVATION X

Kyste du prépuce, par MM. Griffon et Ségall, in *Bulletins de la Société anatomique de Paris*, 1897, p. 536.

Les coupes que nous soumettons à l'examen de la Société ont porté sur la paroi d'un kyste du volume d'une noix, développé à la face supérieure de la verge chez un jeune homme de dix-huit ans, mort de tuberculose pulmonaire chronique. Ce kyste occupait sur la ligne médiane le repli supérieur du prépuce; le gland restait découvert, ce qui donnait à la verge un aspect rappelant au premier abord celui du paraphimosis. Quant au début de ce kyste, le malade se souvenait avoir remarqué la tumeur dès sa plus tendre enfance; seulement, elle avait un peu grossi dans ces dernières années.

Le malade avait le teint clair; la peau, et en particulier la peau de la verge, n'était pas pigmentée; petit fait à noter, car nous allons trouver tout à l'heure de la pigmentation de la membrane interne de ce kyste.

A l'ouverture de la poche, il sort un liquide blanchâtre, plutôt séreux, avec des particules blanches en suspension. On ne voit pas de poils. Ce liquide n'a pas été examiné au microscope.

La paroi interne du kyste est rose, mince et se plisse, se ride immédiatement après l'évacuation du contenu du kyste.

Les préparations ont été colorées avec le picro-carmin, la thionine phéniquée, l'hématoxyline éosine.

A l'œil nu, la membrane interne du kyste paraît foncée, brunâtre.

A un faible grossissement, après coloration à l'hématoxyline éosine, on voit, à la surface libre, une bande foncée peu épaisse, tapissée à sa face profonde par un tissu conjonctif généralement lâche, parsemé çà et là de faisceaux plus serrés et ondulés. On aperçoit une assez grande quantité de vaisseaux, dont quelques-uns à paroi épaisse, d'autres à paroi très mince. Les vaisseaux occupent assez souvent les points où le tissu conjonctif est plus dense. Des coupes transversales de nerfs sont perçues au voisinage de certains vaisseaux.

Le derme n'est pas hérissé de papilles. Sur des préparations colorées au picro-carmin, la bande foncée formant la paroi interne du kyste prend une couleur rouge; on ne voit pas de différenciation au *stratum lucidum* et *stratum granulosum* comme dans les coupes de peau normale.

Par places, entre les plis qui rident la surface, on distingue une légère coloration rouge jaunâtre, due à l'accumulation d'épithélium détaché sous forme de squames.

En arrivant à la paroi externe, on ne trouve plus aucune délimitation précise ; la poche se continue insensiblement avec le tissu cellulaire sous-cutané qui l'entourait.

A un fort grossissement, la bande foncée apparaît formée par un épithélium stratifié, dans lequel on distingue: à la surface, des cellules plates ayant conservé par endroits leur noyau; ailleurs, on ne voit plus de noyau; la couche est alors soulevée sous forme de squames et proémine vers la cavité du kyste. Parmi ces squames, sur les préparations au picro-carmin, quelques-unes, vues de face, dessinent le contours de cellules plates, pavimenteuses, sans noyau.

La deuxième couche est formée de cellules polyédriques, à noyau ovalaire, ressemblant absolument aux cellules de la couche muqueuse de Malpighi. En certains endroits, il semble même qu'il y ait des dentelures.

La couche la plus profonde est constituée par une rangée unique de cellules cylindriques perpendiculaires à la paroi avec noyau à grand axe parallèle à celui de la cellule.

L'aspect foncé de cette couche épithéliale stratifiée est dû surtout à la présence de pigment brunâtre qu'infiltre les couches moyenne et profonde. Par places, le pigment est plus abondant.

La couche sous-jacente à l'épithélium renferme des fibres conjonctives, tantôt lâches, tantôt denses et ondulées. Des vaisseaux à paroi mince, parfois réduite presque à l'endothélium, sillonnent ce tissu. On voit également des vaisseaux à paroi plus épaisse. Tous les vaisseaux sont remplis de sang. On rencontre aussi des nerfs coupés, soit transversalement, soit longitudinalement. Ces nerfs n'ont rien d'anormal. Les tubes nerveux sont entourés de myéline. Parfois on rencontre, dans ce tissu conjonctif, des espaces tapissés simplement d'une paroi endothéliale et qui paraissent être des fentes lymphatiques dilatées.

A une certaine distance de la couche épithéliale, on rencontre parfois un corpuscule ovoïde, entouré d'une gaine, avec une série de noyaux allongés, enroulés en spirale à sa surface, le tout plongé dans le tissu conjonctif; ces corpuscules rappellent ceux de Krause et de Meissner.

On ne trouve nulle part de glandes ni de follicules pileux.

DEUXIÈME GROUPE. — *Kystes à épithélium cylindrique.*

OBSERVATION XI

Sur un cas rare de kyste muqueux à cellules cylindriques du prépuce. (Redard, *Revue mens. des mal. de l'enfance*, t. VIII, p. 115, 1889).

Enfant de dix-mois, vigoureux, présenté à notre dispensaire le 15 novembre 1899.

Antécédents. — Enfant en très bonne santé, sans aucun vice de constitution.

Début. — Depuis sa naissance, il avait à la partie inférieure du prépuce, en avant du frein, sur la ligne médiane, une petite grosseur, de forme régulière. Cette tumeur avait paru un peu grossir dans ces derniers temps, et les parents inquiets demandaient notre avis sur cette difformité.

Etat actuel. — A la partie inférieure du prépuce, exactement sur la ligne médiane, existe une tumeur très régulièrement arrondie, du volume d'une petite noisette. La peau normale glisse sur la tumeur qui paraît adhérer légèrement du côté profond vers le frein; la mobilité est assez grande à sa partie antérieure; il existe de la fluctuation et de la transparence.

Opération. — Après le diagnostic de kyste congénital, incision, dissection et énucléation du kyste. Guérison.

Examen macroscopique. — Le kyste incisé laisse couler une petite quantité de liquide blanc, légèrement visqueux, ressemblant à du sperme. La paroi est peu épaisse, irrégulière, tomenteuse, avec quelques dépressions en certains points.

Examen microscopique. — A un faible grossissement, on voit que la surface interne du kyste est formée par des bourgeons assez réguliers, arrondis à leur extrémité, séparés les uns des autres par des dépressions plus ou moins profondes. Ces saillies correspondent à des plis végétants, et, à la surface des bourgeons principaux, on voit de petits bourgeons et de petites saillies secondaires; ces bourgeons sont très vasculaires, les vaisseaux y sont distendus par le sang.

Au-dessous de cette couche bourgeonnante, existe une couche épaisse de tissu fibreux dont les faisceaux sont dirigés concentriquement à la surface du kyste. Ce tissu conjonctif à faisceaux concentriques est également parcouru par des faisceaux dilatés. Au niveau de sa face externe, il est en rapport avec la peau dont il est séparé par un tissu conjonctif lâche.

A un plus fort grossissement, on voit que toute la surface interne du kyste est tapissée par des cellules d'épithélium dont la couche superficielle est cylindrique. Cette couche cellulaire s'enfonce profondément dans toutes les dépressions situées entre les grands plis saillants et les plis secondaires. Ces cellules épithéliales sont variables: tantôt on n'en voit que deux couches, l'une formée par de petites cellules indifférentes et possédant des noyaux ovoïdes appliqués contre le sommet des végétations fibreuses, l'autre superficielle par de longues cellules cylindriques terminées soit par un plateau, soit par une extrémité arrondie. Dans d'autres points, il existe trois ou quatre couches de cellules indifférentes au niveau du tissu conjonctif, ovoïdes dans les couches moyennes et cylindriques dans la partie superficielle. La plupart de ces cellules cylindriques sont caliciformes ; leur protoplasma est gonflé et transformé en une masse muqueuse superficielle qui se termine par une boule faisant une saillie à la surface de la muqueuse ; leur noyau est rejeté à la partie profonde, au niveau de la queue allongée de la cellule.

A la surface de la muqueuse et en contact avec les cellules caliciformes, on trouve une couche qui renferme des granulations et du mucus, des filaments minces de mucine et quelques globules blancs migrateurs dont les noyaux ne se colorent plus par le carmin. Cette couche nous donne les caractères histologiques du liquide contenu dans le kyste. Au-dessous de l'épithélium, la couche superficielle de tissu conjonctif est formée par des fibrilles minces séparées par des cellules pour la plupart arrondies, quelques-unes allongées; les cellules embryonnaires dominent dans ce tissu conjonctif.

OBSERVATION XII

Kyste mucoïde du gland. (E. Cestan, in *Bulletins de la Société anatomique de Paris*, p. 126, 1897.)

Jeune homme de vingt-deux ans qui, depuis son enfance et aussi loin que remontent ses souvenirs, présente au sommet du gland et sur la lèvre droite du méat urétral un petit kyste du volume d'un gros pois, régulièrement arrondi et fluctuant.

La muqueuse qui le recouvre est normale et glisse parfaitement à sa surface sans présenter l'adhérence avec la paroi du kyste.

Celui-ci n'a jamais occasionné la moindre gêne fonctionnelle, son début semble devoir être rapporté à une époque très ancienne. Notre homme se rappelle l'avoir toujours vu avec ses caractères actuels sans affirmer cependant qu'il existât à sa naissance.

Le kyste, enlevé avec la portion de muqueuse qui le recouvre, est facilement détaché du tissu spongieux du gland où il s'est creusé une petite cupule. Il contient un liquide clair, peu filant.

A la coupe, il est séparé du derme balanique par un feutrage conjonctif à fibres longitudinales; sa paroi propre serait formée par un stroma conjonctif lâche, à mailles peu serrées, tapissé de revêtement épithélial régulier. Les cellules épithéliales sont hautes, cylindriques; elles reposent par le pied sur une couche granuleuse, contiennent à leur partie moyenne un gros noyau, et à leur extrémité opposée semblent présenter un plateau très faiblement marqué.

OBSERVATION XIII

Kyste mucoïde du prépuce, par M. Chavannaz, in *Gazette hebdomadaire de médecine et de chirurgie*, p. 397, 1898.

Il s'agit d'un jeune homme de vingt-deux ans, Jules C..., entré le 21 septembre 1897 dans le service de notre maître, le professeur agrégé Pousson, que nous avions alors l'honneur de suppléer.

Ce jeune homme vient à l'hôpital, demandant à être débarrassé d'un phimosis très prononcé dont il est porteur depuis sa naissance.

En l'examinant, à part le phimosis, nous trouvons sur la partie inférieure du prépuce, à quelques millimètres de l'orifice préputial une petite tumeur du volume d'une noisette. Elle est située sur la ligne médiane, mais elle déborde celle-ci plus à droite qu'à gauche. Cette tumeur est indépendante des téguments qui glissent facilement sur elle, sauf cependant en un point extrêmement limité; à ce niveau, la peau est un peu rouge, très légèrement enflammée. Quand on a soin de fixer convenablement la tumeur, on constate que sa consistance est nettement fluctuante.

Le malade croit qu'il a toujours eu cette petite tumeur; il peut affirmer en tout cas qu'il en était déjà porteur à l'âge de cinq ans; à cette époque, elle avait le volume d'un pois.

Il ne peut dire depuis quand elle a grossi; il ignore également la date d'apparition des phénomènes inflammatoires décelés par la rougeur de la peau.

Le sujet appartient à une famille dans laquelle on n'a jamais à sa connaissance, constaté de malformations. Il a toujours été bien portant, sauf une blennorragie constatée à l'âge de vingt ans et qui a parfaitement guéri.

Enfin, quinze jours avant son entrée à l'hôpital, il aurait eu une seconde blennorragie, mais il faut bien dire que du côté de son urètre, notre examen est resté négatif et, aussi bien avant qu'après la circoncision, nous n'avons pu constater aucune sécrétion anormale de son canal.

En présence de ces symptômes, nous portons le diagnostic de phimosis avec kyste congénital du prépuce, sans spécifier du reste la nature dermoïde ou mucoïde.

Le 28 septembre, nous pratiquons la circoncision et le malade sort guéri le 4 octobre 1897.

A la coupe, la tumeur laisse échapper quelques gouttes de liquide d'aspect purulent.

Elle se présente sous la forme d'une cavité divisée en deux loges par une cloison incomplète. La paroi est plus ou moins épaisse, suivant les points considérés; cette épaisseur varie entre 1 et 4 millimètres.

L'examen histologique a été pratiqué par notre maître et ami, M. le professeur agrégé Auché, qui a bien voulu nous remettre la note suivante :

La cavité comprend deux portions bien distinctes: une première portion à paroi parfaitement nette et toujours tapissée dans une assez grande partie de son étendue, par un épithélium cylindrique ; c'est la cavité kystique proprement dite; une deuxième portion, séparée de la précédente par une sorte d'écran très incomplet, dont la surface interne est irrégulière, déchiquetée, dépourvue de paroi propre; c'est la cavité d'un petit abcès qui s'est fait jour dans l'intérieur du kyste. Il est situé entre le kyste et le bord libre du prépuce.

I. *Cavité kystique proprement dite.* — La face interne de la paroi kystique est irrégulière et présente une série de petits mamelons de volume variable situés surtout dans la partie du kyste opposée à l'abcès; ces mamelons donnent un aspect fortement chagriné, visible même à l'œil nu. Outre cet état, la surface de la couche sous-épithéliale est légèrement dentelée et offre ainsi une sorte de disposition papillaire.

La paroi est constituée essentiellement par deux tuniques superposées: une tunique épithéliale, une tunique conjonctive.

a) *Tunique épithéliale.* — Elle n'est bien nette que sur quelques régions très limitées de la paroi. Ailleurs, elle est à moitié détruite, les cellules se trouvant décapitées ou arrachées en partie de la couche conjonctive. Ailleurs, elle manque même complètement, détruite par la suppuration ou tombée à la suite des malaxations subies par le kyste pendant les lavages préopératoires.

Dans les points où il est bien conservé, ce revêtement présente les caractères d'un épithélium à cellules cylindriques très allongées, à plateau et sans cils vibratiles. Les noyaux parfaitement colorés, un peu allongés dans le sens de l'axe de la cellule, sont situés sur des plans différents, si bien qu'au premier abord on serait tenté de croire qu'il existe plusieurs couches de cellules.

En réalité, il n'y en a qu'une, mais les cellules sont très irrégulières de forme ; les unes ont leur extrémité libre renflée, leur noyau est situé près de ce renflement et leur partie profonde est fortement effilée, pressée entre d'autres cellules qui, au contraire, ont leur extrémité libre effilée et leur extrémité profonde renflée, avec un noyau situé vers leur base d'implantation.

D'autres encore sont gonflées dans leur centre qui occupe le noyau et effilées à leurs deux extrémités, mais toutes ont un point d'implantation sur la membrane basale.

En contact avec cette membrane basale, entre l'extrémité

profonde des cellules épithéliales, se trouvent des petites cellules triangulaires, à noyau arrondi, représentant des cellules de remplacement.

b) *Tunique conjonctive.* — On peut y décrire deux couches : Une couche superficielle sous-épithéliale, analogue à la région papillaire du derme ; une couche profonde fibreuse.

La *couche sous-épithéliale* est formée de fibres et de fibrilles conjonctives entre-croisées en tous sens, mais en général parallèles à la surface du kyste. Entre elles, existent de très abondantes cellules d'ordre divers : cellules fixes du tissu conjonctif plus ou moins hyperplasiées, leucocytes mononucléés et polynucléés, lymphocytes, quelques mastzellen. Dans quelques-uns des mamelons situés sur le côté opposé à l'abcès, se trouvent de véritables points lymphatiques caractérisés par de gros amas de lymphocytes tellement pressés dans le centre des îlots que le réticulum est difficilement visible, mais de plus en plus espacés qu'on s'éloigne de ce centre et se perdant finalement dans le tissu conjonctif voisin.

En un point le nodule lymphatique est tout à fait en contact avec l'épithélium. Les fibres élastiques sont rares, grêles et peu nodulées. Elles partent de la couche fibreuse plus extérieure et se dirigent plus obliquement ou normalement vers la tunique épithéliale et se coudent ensuite de façon à marcher parallèlement à la surface et dans le voisinage immédiat de l'épithélium. Les vaisseaux sont grêles et peu nombreux.

La *couche fibreuse* est constituée par des faisceaux très denses de fibres conjonctives, dirigées parallèlement à la surface, mais dans des sens différents, puisqu'ils sont coupés, les uns parallèlement, les autres perpendiculairement à leur direction. Entre eux, sont disséminés de loin en loin quelques petits faisceaux de fibres musculaires lisses, parallèles à la surface du kyste, mais coupés dans des sens différents. Ils sont toujours composés d'un très petit nombre de fibres-cellules.

Les fibres élastiques sont très nombreuses, peu ondulées et dirigées comme des faisceaux fibreux et musculaires, parallèlement à la surface du kyste. Les vaisseaux sont rares.

Plus en dehors, on trouve le tissu conjonctif préputial abondamment pourvu de vaisseaux et ses deux revêtements épidermiques et muqueux sauf, bien entendu, au niveau de la portion adhérente du prépuce où a porté la section.

La cavité du kyste est vide sur nos préparations.

II. *Abcès.* — Il siège entre le kyste et le bord libre du prépuce. Il est séparé de la cavité kystique par deux éperons formés par la paroi du kyste repoussée, ulcérée et largement perforée. Le centre de l'abcès est à peu près vide sur nos coupes. La zone la plus superficielle de la paroi est formée de globules de pus entre lesquelles se voient quelques débris de fibrilles conjonctives.

Plus profondément, le tissu est fortement infiltré de cellules leucocytiques, d'autant moins abondantes qu'on s'éloigne davantage de l'intérieur de l'abcès. Ces lésions inflammatoires n'atteignent pas le revêtement épidermique et muqueux du prépuce qui est partout conservé et intact.

Nous avons donc eu affaire à un kyste mucoïde suppuré du prépuce.

Il est permis de se demander si la seconde blennorragie accusée par le malade a vraiment existé et si tout ne s'est pas borné à quelques symptômes de balanopostite au cours de laquelle le kyste préputial aurait suppuré. Quoi qu'il en soit de cette explication, ce kyste, de par son inflammation, se serait certainement bientôt ouvert à l'extérieur, donnant ainsi naissance à un trajet fistuleux analogue à celui que MM. Balzer et Souplet ont communiqué à la Société française de dermatologie, en 1893.

Nous ne pouvons insister davantage sur cette observation; tout au plus ferons-nous remarquer que nos recherches ne nous ont pas permis de trouver dans la littérature médicale d'autre exemple de kyste mucoïde suppuré du prépuce.

En ce qui concerne le traitement de ces tumeurs, la circoncision sera le moyen le plus parfait à employer, du moins quand le kyste siégera près de l'anneau préputial.

Au début même de ce travail, nous avons insisté sur la rareté des kystes mucoïdes du prépuce. Grâce à l'extrême obligeance de M. le Dr A. Broca, chirurgien de l'hôpital Trousseau, nous pouvons reproduire ici le dessin d'un autre de ces kystes, qui a été observé par lui chez un enfant de dix-huit mois. Bien que, dans ce dernier cas, l'examen histologique n'ait malheureusement pas été pratiqué, le diagnostic ne saurait être douteux, et de par l'aspect même de la poche kystique et de par la nature de son contenu. Le traitement employé en a été, comme dans notre cas, la circoncision. Il est inutile d'ajouter que le petit malade a parfaitement guéri.

OBSERVATION XIV (inédite).

(Recueillie à la Clinique de dermatologie et de syphiligraphie de Toulouse par M. Gontier, interne des hôpitaux.)

Au début du mois d'octobre dernier, un homme robuste de trente-deux ans, se présenta à la policlinique de M. le professeur Charles Audry, pour des accidents légers d'urticaire. En le faisant déshabiller pour l'examiner, on vit qu'il présentait une déformation singulière du prépuce. Le segment gauche de la partie supérieure de cet organe offrait un petit soulèvement extrêmement accusé, constitué par une sorte de boyau, long de 1 centimètre et dirigé transversalement ; cette petite tumeur située entre les deux feuillets, à une très petite distance du bord libre, était nettement tubulaire, d'un diamètre de 5 à 6 millimètres. Elle n'adhérait ni à la peau, ni à la muqueuse ; mobile entre les deux feuillets, elle était absolument indolente, indemne de toute espèce d'inflammation et présentait une transparence remarquable. Au toucher, elle était à la fois molle et tendue ; sa consistance était celle des kystes gélati-

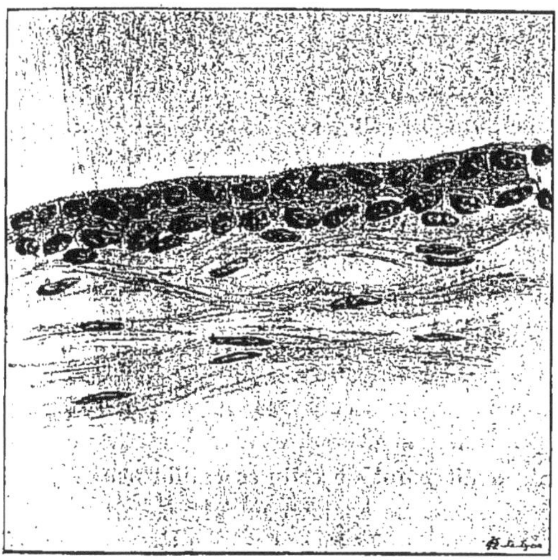

Fig. I. — Épithélium stratifié à cellules cubiques.

(Obs inédite).

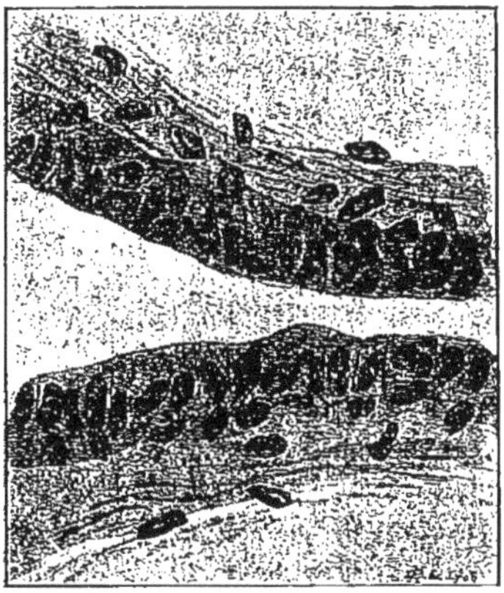

Fig. II. — La couche superficielle se rapproche du type cylindrique.

(Constantin del.)

neux. Le porteur nous déclara qu'il l'avait depuis sa plus basse enfance, qu'elle ne le gênait nullement et « qu'elle ne l'avait pas empêché de faire quatre enfants à sa femme ». Le chef de clinique, M. le Dr Dalous, enleva la tumeur qui put être extirpée sans être ouverte. C'était un petit boyau rempli d'une substance limpide et présentant, au voisinage d'une de ses extrémités, un léger étranglement. La paroi, paraissant devoir être extrêmement mince, la pièce fut fixée par le liquide de Zenker ; celui-ci respecta complètement la forme, mais l'inclusion dans la paraffine amena une contraction assez notable. On fit des coupes en séries nombreuses et on colora par le bleu polychrome, hématéine, etc... Sur les coupes, on vit que le kyste était constitué par un épithélium tout à fait irrégulier. Il était absolument continu et n'offrait aucune trace d'inflammation.

Cet épithélium était généralement stratifié mais en couches très peu nombreuses, deux ou trois. Les cellules offraient des formes extrêmement variables ; tantôt complètement aplaties, endothéliformes, tantôt cubiques, tantôt polyédriques; quelquefois il semblait que l'épithélium était représenté par une seule couches de cellules cubiques. Les noyaux étaient opaques, situés en placards cellulaires, tantôt ronds, tantôt complètement aplatis, tantôt ovalaires. Ils ne présentaient aucune trace de division. Dans un petit nombre de points, l'épithélium était manifestement cylindrique ; à ce niveau, il y avait une couche de cellules cylindriques en contact avec la cavité du kyste et, entre elles et le tissu conjonctif, se trouvaient une ou deux couches de cellules irégulières, cubiques ou polyédriques. Tout cet épithélium était nettement limité par un plateau sans cils vibratiles. Il n'y avait point de cellules califormes et aucune trace de desquamation. Le contenu du kyste était formé par une sorte de matière granuleuse, plus ou moins homogène. On n'y découvrait pas un seul élément cellulaire, aucun cristal ; aucune formation filamenteuse.

L'épithélium reposait sur un tissu conjonctif lâche, à faisceaux, orientés perpendiculairement aux rayons de la cavité. Ce tissu conjonctif était parcouru par un très grand nombre de capillaires sanguins ; au pourtour, quelques artérioles ; ça et là, la section de quelques faisceaux de fibres musculaires lisses.

CHAPITRE III

HISTOLOGIE

Bien que cela puisse paraître anormal, nous croyons devoir étudier dès maintenant les caractères histologiques de la paroi des kystes congénitaux du prépuce. Nous justifierons ainsi la légitimité de la division que nous avons adoptée pour le classement de nos faits; car on verra dans le chapitre suivant que les éléments fournis par l'examen macroscopique et clinique sont manifestement insuffisants pour y parvenir.

Nous étudierons donc: 1° *Les kystes à parois assurément épidermiques;*

2° *Les kystes à parois probablement épidermiques;*

3° *Les kystes à épithélium cylindrique.*

Premier Groupe. — *Kystes à parois assurément épidermiques.*

A la lecture des observations, on a vu que le premier examen histologique démontrant nettement la nature épidermique du kyste est celui du professeur Fochier. La tumeur est qualifiée de kyste sébacé, comme un certain nombre d'autres; mais, en réalité, il n'est nullement établi que le kyste se fût développé aux dépens de l'appareil sébacé; au contraire, il est dit que les lambeaux membraneux contenus dans la cavité kystique sont constitués par des cellules épidermiques en état plus ou moins avancé de dégénérescence graisseuse. Notons qu'il n'y avait point de graisse libre. Dans le cas de Dardignac (obs. VI), on dit que le contenu semble être de la matière sébacée, mais les coupes ont montré que la muqueuse très plissée et pourvue de nombreuses papilles qui constituait la paroi du kyste, offrait un caractère épidermique indéniable: épithélium pavimenteux stratifié, rares glandes sébacées. Dans l'autre cas de Dardignac (obs. VII), les coupes présentaient la structure typique de l'épiderme: couche cornée de Mapighi, *stratum lucidum*. Dans le cas de Péreire, l'examen de Pilliet décrit une paroi épithéliale non papillaire, composée de cellules polyédriques réparties sur cinq à sept couches; les plus superficielles sont aplaties et sans transformation cornée. Cette description ne donne pas de détails très topiques; cependant, l'examen du dessin un peu sommaire qui est adjoint porte à croire qu'il s'agit bien d'un épithélium du type épidermique.

Ce caractère épidermique est, au contraire, très fortement indiqué dans l'examen histologique du cas de Griffon et Ségall: épithélium stratifié avec, à la surface, des cellules plates en desquamation; puis une seconde couche de cellules polyédriques ayant conservé l'aspect malpighien. En certains endroits, il semble même qu'il y ait des dentelures. Enfin, une couche profonde de cellules cylindriques perpendiculaires à la paroi. Nous notons dans ce cas la mention de pigment.

DEUXIÈME GROUPE. — *Kystes à parois probablement épidermiques.*

Nous considérons comme leur appartenant les cas de Lannelongue et Achard, qui est, d'ailleurs, bien incomplet au point de vue histologique. On se contente de nous dire qu'il s'agissait d'un kyste sébacé congénital, contenant un liquide louche, laiteux, et qu'il est tapissé d'un épithélium sur lequel on ne donne pas d'autres détails.

Dans le cas de Mermet que nous avons retenu, il est également assez difficile de trouver des renseignements bien précis. Toutefois nous avons considéré un peu arbitrairement comme appartenant au type épidermique ce « revêtement épithélial de quatre à cinq couches de cellules, dont les plus profondes sont arrondies par pression réciproque, et les plus superficielles polyédriques ».

Dans tous ces cas, on voit qu'il s'agissait, en somme, de ces kystes qualifiés tantôt kystes dermoïdes, tantôt kystes sébacés. On sait que cette expression de kyste sébacé peut être considérée comme vicieuse : les véritables kystes sébacés sont extrêmement rares et depuis les recherches de Franke, on s'est aperçu qu'en réalité les anciens « athéromes » ont la plupart du temps une paroi épidermique complète. Ces kystes représentent-ils le terme de l'évolution de germes ectodermiques inclus, congénitalement ou par traumatisme ; répondent-ils, au contraire, à de la rétention intra-folliculaire ? Ce sont là des questions que nous ne pouvons qu'indiquer ici : le fait de la congénitalité des kystes du prépuce, la rareté des follicules dans cette région ne permettent guère d'adopter une autre hypothèse que celle de l'origine aux dépens des germes inclus. C'est là un point sur lequel nous aurons à revenir plus longuement.

TROISIÈME GROUPE. —*Kystes à épithélium cylindrique.*

On a vu que nous en connaissons quatre cas. L'observation intitiale de Redard nous fournit des détails très caractéristiques et aussi très particuliers; on y voit décrit et figuré un épithélium stratifié dont les cellules superficielles seules sont cylindriques. Il y est dit expressément que la plupart des cellules cylindriques sont caliciformes, que leur protoplasma est parfois transformé en une masse muqueuse qui se termine par une boule faisant saillie dans la cavité du kyste. A la surface de la muqueuse et en contact avec les cellules caliciformes, on trouve une couche qui renferme des granulations et du mucus, des filaments de mucine. Voilà donc, très nettement accusés, les caractères d'un épithélium sécréteur.

Les renseignements histologiques annexés à l'observation de M. Cestan sont succincts, mais formels. Il s'agissait d'un épithélium cylindrique à cellules élevées reposant par le pied sur une couche « granuleuse » contenant à leur partie moyenne un gros noyau et paraissant présenter à leur sommet un plateau faiblement indiqué. Mais il faut ajouter que, dans un autre texte (*Compte rendu des travaux d'agrégation*), M. Cestan dit que cet épithélium contenait quelques cellules à tendance caliciforme. Nous pouvons donc, dans une certaine mesure, admettre l'existence d'un épithélium sécréteur dans ce cas-là (1).

Peut-être la conservation du type sécréteur dans l'épithélium cylindrique décrit par Redard était-elle due au jeune âge du sujet, qui n'avait que dix mois. En tout cas, on n'en trouvait plus aucune trace, ni sur les coupes examinées par Auché (observation de Chavannaz), ni dans le nôtre.

Dans l'examen histologique d'Auché, on dit que l'épithélium de revêtement du kyste a été profondément modifié et altéré par le voisinage immédiat d'un petit abcès. Toutefois, la forme cylindrique de la couche superficielle n'était pas douteuse. Il s'agissait d'un épithélium à une seule couche de cellules hautes, avec, entre les pieds de ces dernières, de petites cellules dites de remplacement. Cet épithélium avait un plateau. Dans l'autre cas, les caractères généraux étaient différents: d'abord l'épithélium offrait une apparence et des dispositions très variées; c'était bien un épithélium stratifié, mais son épaisseur variait considérablement de deux à cinq couches. En certains points, peut-être même était-il réduit à une seule couche. La forme des cellules était également très variée, tantôt plate, tantôt cubique, tantôt polyédrique.

Cet épithélium avait un plateau sans cils. Son caractère d'épithélium cylindrique n'était bien manifeste qu'en un très petit nombre de points; de telle sorte que, si on n'avait pas examiné des coupes sériées, nombreuses, on aurait très bien pu ne pas apercevoir ce caractère cylindrique.

(1) M. le Professeur agrégé Cestan nous a confirmé oralement ce renseignement complémentaire.

Il est remarquable que le contenu du kyste n'offrait pas un seul élément cellulaire; on a vu qu'il était entouré de vaisseaux richement développés et que des petits faisceaux musculaires étaient disséminés au voisinage. Nous pensons qu'il s'agissait bien là d'un kyste à épithélium cylindrique profondément modifié en raison de son ancienneté, puisqu'il datait de l'extrême enfance et que le porteur était âgé de plus de trente ans. En tout cas, il n'a pas été possible d'y découvrir aucun caractère d'épithélium sécréteur.

CHAPITRE IV

ÉTUDE CLINIQUE ET MACROSCOPIQUE

Nous étudierons séparément les caractères présentés par les kystes épidermiques et par les kystes à épithélium cylindrique.

1° Kystes épidermiques

Ce sont les plus nombreux ; ce sont aussi les plus faciles à caractériser, grâce à leur contenu.

1° *Nombre.* — Généralement, ils sont uniques. Un cas de Fano mentionne six petits kystes. D'autre part, nous savons que M. le professeur Jeannel (de Toulouse) a eu l'occasion d'observer une tumeur polykystique du prépuce.

2° *Siège.* — Tous ou presque tous occupent la face inférieure du prépuce, plus ou moins près de la ligne médiane. Nous avons considéré comme rentrant dans notre cadre le cas de Mermet, bien que le kyste fût situé sur le raphé pénien. Il y a une exception tout à fait notable dans le fait de MM. Griffon et Ségall, où la tumeur occupait le dos du prépuce.

3° *Volume.* — Il est extrêmement variable : de celui d'un grain de riz (Lannelongue et Achard) à celui d'une petite prune (Dardignac), d'une grosse noix (Bruch), d'un œuf de poule (Cruveilhier).

4° *Forme.* — Généralement arrondis ou globulaires, ils sont quelquefois allongés et comme moniliformes, mais cette dernière disposition s'observe beaucoup plus rarement que dans les autres kystes du raphé génital de l'homme (Cf. Mermet).

Dans un bon nombre de cas, la tumeur est extrêmement saillante, pédiculée même (Dardignac), etc. Habituellement, le prépuce est déformé en jabot au niveau du frein. Cette forme est bien accusée sur un dessin que Broca a communiqué à Chavannaz.

5° *Consistance.* — La consistance est molle, ou fluctuante, ou inégale, ou pâteuse. On n'a pas mentionné l'existence du phénomène de Kocher (persistance de l'empreinte du doigt). Il est vrai que ce dernier doit exiger des tumeurs d'un volume assez considérable.

6° *Contenu.* — C'est le contenu des kystes dits sébacés : matière blanchâtre, d'aspect gras, débris membraneux, liquides, laiteux, corpuscules concrétés, etc.

7° *Paroi.* — Plus ou moins résistante; sa face interne est tantôt lisse, tantôt papillaire, tantôt adhérente au produit contenu dans le kyste, tantôt rose, tantôt jaunâtre. Ni dans la paroi, ni dans le contenu, nous n'avons vu mentionnés de poils ou d'autres produits de cette espèce.

8° *Marche.* — La tumeur se manifeste quelquefois très peu de temps après la naissance (quatre mois, dix mois, etc.); d'autres fois, elle n'est venue à l'observation des médecins que beaucoup plus tard, mais, même dans ces cas-là, les malades font remonter le début de la lésion à la plus basse enfance : ce qui permet de ne pas douter de son caractère congénital. Elle ne s'accompagne, en général, d'aucun symptôme douloureux ; mais, dans un certain nombre de cas, leur présence peut amener quelques complications locales.

9° *Complications.* — Ce sont naturellement des complications inflammatoires. Ainsi, le professeur Fochier mentionne formellement le phimosis et la balanite. Dans le cas de Fano, le phimosis s'accompagnait d'adhérences. Notons ici qu'en général, la tumeur est mobile sur les deux feuillets du prépuce. Mais il peut aussi y avoir des adhérences, celles-ci pouvant être primitives ou établies secondairement.

2° Kystes a épithélium cylindrique

Parmi les kystes à épithélium cylindrique que nous avons étudiés, deux occupaient le raphé préputial et leur apparence était très comparable à celle des kystes vulgaires. Mais l'autre (Cestan) était développé sur une lèvre du méat et le nôtre entre les feuillets de la face dorsale du prépuce.

Le kyste était toujours unique, généralement peu volumineux (d'un grain de riz à une petite noisette) ; la forme était tantôt globuleuse, tantôt comme boudinée.

Le contenu a toujours été un liquide clair, la consistance molle. Dans le cas de Redard et dans le nôtre, on note expressément un caractère tout particulier qui est la transparence. Ces petites tumeurs étaient mobiles entre les feuillets préputiaux, indolentes. Comme les précédentes, elles ont débuté constamment dans l'enfance. Le cas de Chavannaz est remarquable par la juxtaposition d'un petit abcès qui avait érodé la paroi du kyste. Peut-être la blennorragie était-elle la cause de cette complication.

CHAPITRE V

PATHOGÉNIE

Comme notre travail a pour objet les tumeurs kystiques congénitales, il est naturel de rechercher l'origine de ces produits pathologiques dans une anomalie de développement, et de trouver dans l'embryogénie les conditions qui semblent propres à en favoriser l'apparition et, par suite, à en démontrer la nature.

Voici, empruntés au *Précis d'embryologie* de M. le professeur Tourneux, les données relatives au développement du prépuce et du segment anétrieur de l'urètre.

« a) *Prépuce.* — Ainsi que l'a montré Schweigger-Seidel (1866), le prépuce apparaît, vers la fin du troisième mois, comme un bourrelet mésodermique qui s'élève de la base au sommet du gland et finit par recouvrir complètement cet organe. D'après Retterer (1892), ce soulevement mésodermique serait précédé par une involution épithéliale délimitant la couronne du gland.

« Au début, le bourrelet préputial se trouve interrompu à la face inférieure du gland, sur la ligne médiane, par la gouttière uro-génitale, avec les bords de laquelle il se continue. Mais, à mesure que la hauteur du prépuce augmente, les deux lèvres de la gouttière uro-génitale et, par suite, du bourrelet préputial, convergent l'une vers l'autre et se fusionnent sur la ligne médiane. Cette soudure débute au niveau de la couronne, puis se propage en avant, tandis que la gouttière uro-génitale, qui entaille le bord distal du prépuce, se rapproche de l'extrémité du gland. Les deux lèvres de la gouttière uro-génitale, fusionnées sur la ligne médiane, constituent le frein du prépuce. Vers le milieu du quatrième mois, au moment où le gland est recouvert aux trois quarts par le prépuce, la gouttière uro-génitale, progressant plus rapidement que le prépuce, se referme en avant du bord distal de cette membrane. Le prépuce peut alors développer sa portion libre ou annulaire.

« Le soulèvement mésodermique qui représente le bourrelet préputial enfonce son bord tranchant dans l'épithélium très épais qui recouvre primitivement le gland et décompose cet épithélium en deux couches: l'une profonde, interposée au gland et au prépuce (épithélium balano-préputial, Tourneux, 1899; épithélium glando-préputial, Retterer, 1892); l'autre superficielle, qui formera l'épiderme du prépuce.

Il résulte de ce mode de développement que la face externe de l'épithélium commun, en rapport avec le sommet du prépuce, n'est pas limité, du moins à l'origine, par une couche de cellules cubiques analogues à celles qui se trouvent en rapport avec la surface du gland. Ce n'est que progressivement et à partir de la couronne qu'on voit se former en dehors une couche basilaire de cellules cubiques isolant nettement l'épithélium balano-préputial du tissu mésodermique du prépuce.

« Vers la fin du quatrième mois, la face externe de cet épithélium commun se soulève en saillies arrondies répondant à autant de corps concentriques (Schweigger-

Seidel); la production de ces corps paraît progresser du sommet à la base du gland. L'épithélium balano-préputial reste indivis jusqu'à l'époque de la naissance (Bokai).

« Vers le milieu du cinquième mois, le prépuce renferme des fibres musculaires lisses. »

Les renseignements précédents permettent déjà de comprendre facilement comment peuvent se réaliser des inclusions épithéliales capables d'aboutir à la formation des kystes congénitaux. A un premier abord, il semblerait que ceux-ci dussent être toujours dermoïdes; mais voici un autre passage emprunté au livre de M. Tourneux, qui ne laisse aucun doute sur la possibilité dinclusions différentes:

« 2° *Canal de l'urètre.* — Le revêtement endodermique du sinus uro-génital fournit, chez l'homme, l'épithélium des portions prostatique, membraneuse et bulbeuse du canal de l'urètre et, par une série d'involutions, donne naissance aux différentes glandes qui viennent s'y déverser (glandes prostatiques, glandes bulbo-urétrales, glandes urétrales); chez la femme, ce même revêtement devient l'épithélium de l'urètre (avec ses glandes) et du vestibule (avec les glandes vulvo-vaginales). Quant à l'épithélium des portions spongieuse et balanique du canal de l'urètre chez l'homme, il dérive du bouchon cloacal par l'intermédiaire de la lame uro-génitale, ainsi que celui de la portion pré-urétrale du vestibule chez la femme. Or, le bouchon est lui-même formé par le mélange d'éléments endodermiques et ectodermiques, sans qu'il soit possible de préciser actuellement la part qui revient à chaque feuillet dans la constitution de la lame uro-génitale, non plus que d'indiquer la limite exacte où s'arrête, chez l'adlute, l'épithélium du sinus uro-génital et où commence celui du bouchon cloacal.

« Il semble cependant probable que la gouttière uro-génitale est tapissée en majeure partie par des cellules provenant de l'ectoderme.

« Quoi qu'il en soit, à l'origine, et dans les deux sexes, le revêtement épithélial de la gouttière se rapproche du type pavimenteux stratifié. Ces changements successifs sont intéressants à signaler, surtout si l'on considère que, chez la femme adulte, l'épithélium du vestibule et de la portion pré-urétrale retourne à l'état pavimenteux stratifié; tandis que, chez l'homme, l'épithélium des portions membraneuse et bulbeuse du canal de l'urètre conserve pendant toute la vie les caractères de l'épithélium prismatique stratifié.

« Le chorion de la muqueuse urétrale ne commence à se distinguer du tissu spongieux sous-jacent qu'à partir du cinquième mois. Les fibres striées de l'orbiculaire sont reconnaissables dès la fin du troisième mois; les fibres lisses se montrent au commencement du cinquième. »

Nous voyons maintenant très bien comment et pourquoi, au cours du développement et de la fermeture du segment antérieur de l'urètre et du prépuce, des débris épithéliaux peuvent se trouver détachés et inclus dans la couche mésodermique, c'est-à-dire conjonctive. Par suite, il n'y a aucune difficulté à comprendre comment ces germes se développent ultérieurement pour engendrer des kystes. Ces kystes peuvent avoir tantôt un revêtement épidermique, tantôt un épithélium cylindrique, puisque les éléments ectodermiques aussi bien qu'endodermiques peuvent être détachés et inclus. Le fait que les kystes présentent le plus souvent un épithélium ectodermique est en rapport avec l'importance habituellement plus considérable du rôle joué par l'ectoderme.

Enfin, l'existence d'un épithélium sécréteur s'explique tout naturellement, puisque les débris qui ont pu lui donner naissance provenaient d'éléments capables d'engendrer les glandes de l'urètre.

De ce qui précède, nous conclurons qu'au point de vue pathogénique il ne faut pas distinguer les kystes congénitaux du prépuce d'après la structure de leurs parois, mais bien d'après leur siège.

Il y a: 1° *des kystes du raphé*. Qu'ils soient ectodermiques ou à épithélium cylindrique, leur origine est la même, et elle est aussi la même que pour tous les kystes du raphé périnéo-scrotal, avec lesquels Mermet a eu raison de les étudier.

2° *Les kystes de la face dorsale du prépuce*, ceux-ci très rares. Nous n'avons que deux cas: celui de Griffon et Segall, à type ectodermique, et le nôtre, à épithélium cylindrique non sécréteur. Griffon et Segall se demandent s'il ne faut pas voir dans leur cas un kyste épidermique d'origine traumatique; mais, si l'on se reporte à la citation que nous avons donnée du précis de M. Tourneux, on voit que cette hypothèse est tout à fait inutile. Il est beaucoup plus simple d'admettre le détachement et l'inclusion d'une ou de quelques cellules ectodermiques, lorsque l'ectoderme est attaqué par le mésoderme de manière à former le segment dorsal du prépuce. Pour notre cas, l'interprétation soulève plus de difficultés; il n'est guère possible d'y voir le résultat de l'évolution de cellules ordinaires de l'ectoderme. Nous sommes porté, avec MM. les professeurs Herrmann et Audry, qui ont examiné les coupes, à admettre l'origine sudoripare du kyste; nous ne voulons pas dire par là qu'il s'agisse d'un véritable kyste sudoripare; d'abord, nous n'avons point trouvé de rapport avec une glande sudoripare avérée ou ses débris. De plus, le kyste était beaucoup plus profond que les kystes sudoripares habituels; il était complètement indépendant des deux feuillets épidermiques du prépuce; enfin, il était congénital. Nous pensons qu'en réalité notre kyste résulte de l'inclusion d'un bourgeon ectodermique déjà différencié pour se transformer en glande sudoripare. Par suite, on voit que, comme dans le cas de Griffon et Segall, comme dans tous les cas de kystes du raphé, on trouve facilement dans l'embryologie des données suffisantes pour en expliquer le point de départ.

CHAPITRE VI

DIAGNOSTIC, PRONOSTIC ET TRAITEMENT

Diagnostic. — Le diagnostic n'offre pas grand intérêt, bien qu'il puisse être assez difficile, surtout s'il y a des complications inflammatoires; mais les tumeurs molles du prépuce sont extraordinairement exceptionnelles. Les caractères physiques de la tumeur, sa consistance, son siège permettront toujours de reconnaître sa nature kystique. D'autre part, les renseignements fournis par les parents, s'il s'agit d'enfants, ou par les malades eux-mêmes, permettront de découvrir l'origine congénitale de la lésion. Dans ces conditions, le diagnostic se fera sans difficulté. En ce qui touche la différenciation des kystes épidermiques d'avec les kystes à épithélium cylindrique, la constatation de la transparence de la petite tumeur peut fournir des données précieuses.

Pronostic. — Le pronostic est naturellement très favorable, à cela près que la guérison nécessitera toujours une petite intervention chirurgicale, d'ailleurs sans gravité.

Traitement. — Le seul traitement est l'excision; mais celle-ci peut se pratiquer dans des conditions bien différentes. Très souvent, on a dû faire en même temps la circoncision, nécessitée par le phimosis coexistant. Il en est ainsi particulièrement chez les enfants; mais l'on peut aussi faire une petite extirpation sans circoncision. Tout cela dépend de la localisation, de la forme et de la pédiculisation de la tumeur.

CONCLUSIONS

1° Il existe des kystes congénitaux du prépuce.

2° Ces kystes présentent un épithélium tantôt du type épidermique, tantôt du type cylindrique sécréteur ou non sécréteur.

3° Ces kystes siègent: 1° sur le raphé; 2° sur le dos du prépuce.

4° Les kystes du raphé sont de beaucoup les plus fréquents, les plus volumineux, etc. Que leur revêtement soit épidermique ou cylindrique, on en trouve facilement l'origine dans les débris épithéliaux qui peuvent être inclus lors du développement du segment antérieur de l'urètre.

5° Les kystes du dos du prépuce, beaucoup plus rares, peuvent aussi avoir, soit un revêtement épidermique, soit un revêtement cylindrique, mais ce dernier non sécréteur.

On s'explique aussi facilement leur développement en étudiant les modifications embryologiques suivant lesquelles se mobilise le feuillet dorsal du prépuce.

6° Ces petites tumeurs peuvent s'accompagner de phimosis, de balanite, de suppuration.

7° Il faut les traiter par l'excision pure ou associée à la circoncision, suivant les circonstances.

BIBLIOGRAPHIE

Bruch, Alger médical, p. 95, 1883.

E. Cestan, Bulletin de la Soc. anat. de Paris, p. 126, 1897.

Chavannaz, Gazette hebdomadaire de méd. et de chir., p. 397, 1898.

Cruveilhier, Bulletins de l'Ecole et de la Société de médecine de Paris, p. 30, 1808.

— Traité d'anatomie pathologique générale, t. III, p. 334, 1856.

Dardignac (J.-J.-A.), Archives prov. de chir., t. III, pp. 627 et 629, 1894.

Fano, Gazette des hôpit., t. XL, p. 488, 1867.

Fochier, Gaz. méd. de Lyon, t. VIII, p. 111, 1868.

Griffon et *Ségall*, Bulletins de la Soc. anatomique de Paris, p. 536, 1897.

Lannelongue et Achard, Traité des kystes congénitaux, p. 197, 1886.

Mermet, Revue de chirurgie, p. 432, 1895.

Péreire, Bulletins de la Société anatomique de Paris, p. 317, 1897.

Redard, Revue mensuelle des maladies de l'enfance, t. VIII, p. 115, 1890.

Tourneux, Précis d'embryologie (collection Testut).

Lyon. — Imp. A. Rey, 4, rue Gentil. — 31614

www.ingramcontent.com/pod-product-compliance
Ingram Content Group UK Ltd.
Pitfield, Milton Keynes, MK11 3LW, UK
UKHW031955260826
14628UKWH00005B/2074

9 782019 649609